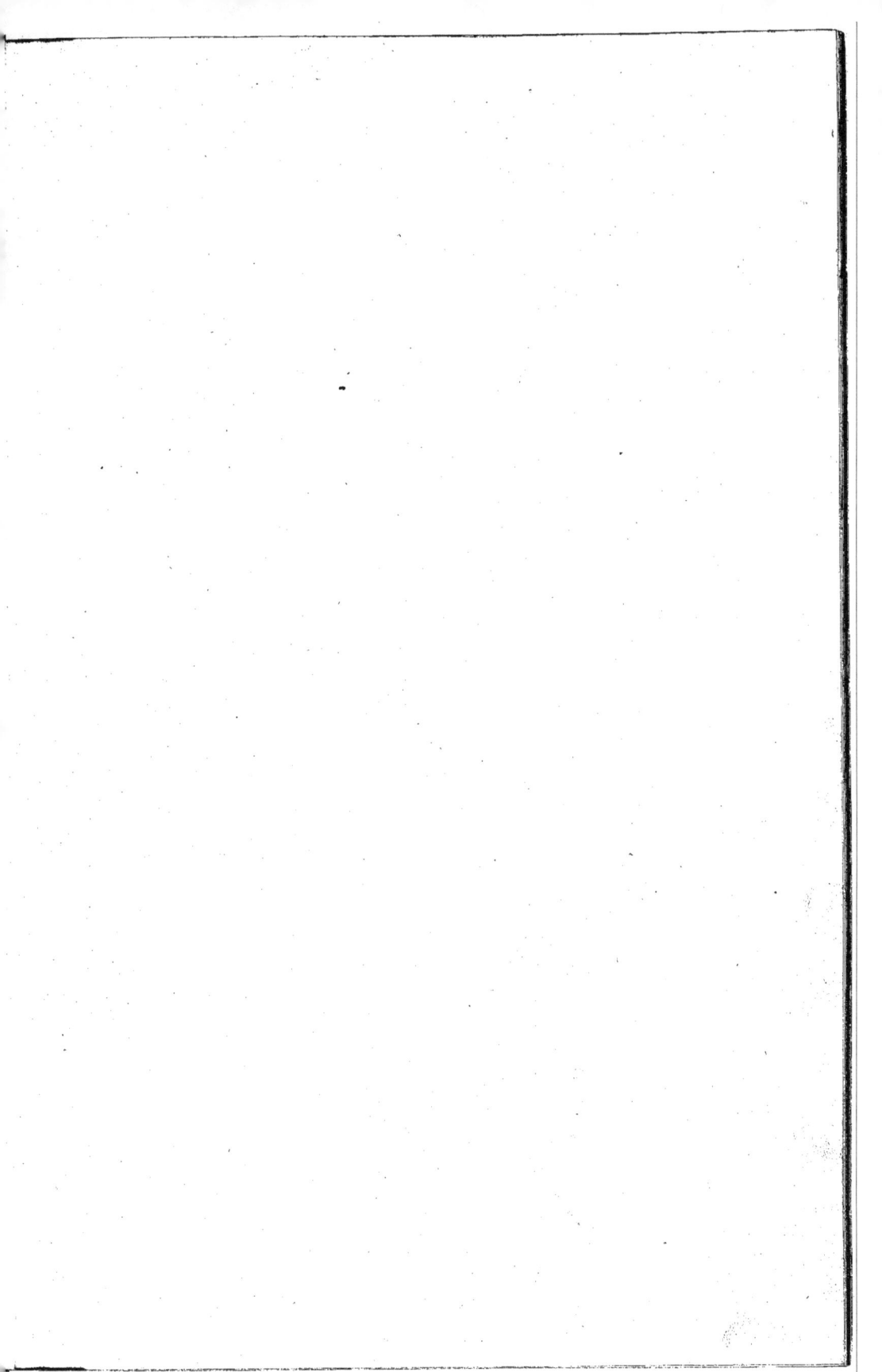

T'_{1594}.

Le texte est in 4.° T'_{1594}

à conserver

RECHERCHES

D'ANATOMIE TRANSCENDANTE

ET

PATHOLOGIQUE.

THÉORIE DES FORMATIONS ET DES DÉFORMATIONS ORGANIQUES,

APPLIQUÉE A L'ANATOMIE DE *RITTA-CHRISTINA*, ET DE LA DUPLICITÉ MONSTRUEUSE.

Par M. SERRES,

MEMBRE DE L'INSTITUT DE FRANCE (ACADÉMIE DES SCIENCES), MÉDECIN DE L'HOPITAL DE LA PITIÉ , ETC.

Atlas de 20 Planches.

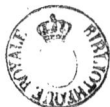

———————

A PARIS,

CHEZ J. B. BAILLIERE, LIBRAIRE DE L'ACADÉMIE ROYALE DE MÉDECINE DE PARIS,
DU COLLÉGE ROYAL DES CHIRURGIENS ET DE LA SOCIÉTÉ ROYALE DE LONDRES,
RUE DE L'ÉCOLE DE MÉDECINE, N° 13 bis.
A LONDRES, MÊME MAISON, 219, REGENT-STREET.

—

1852.

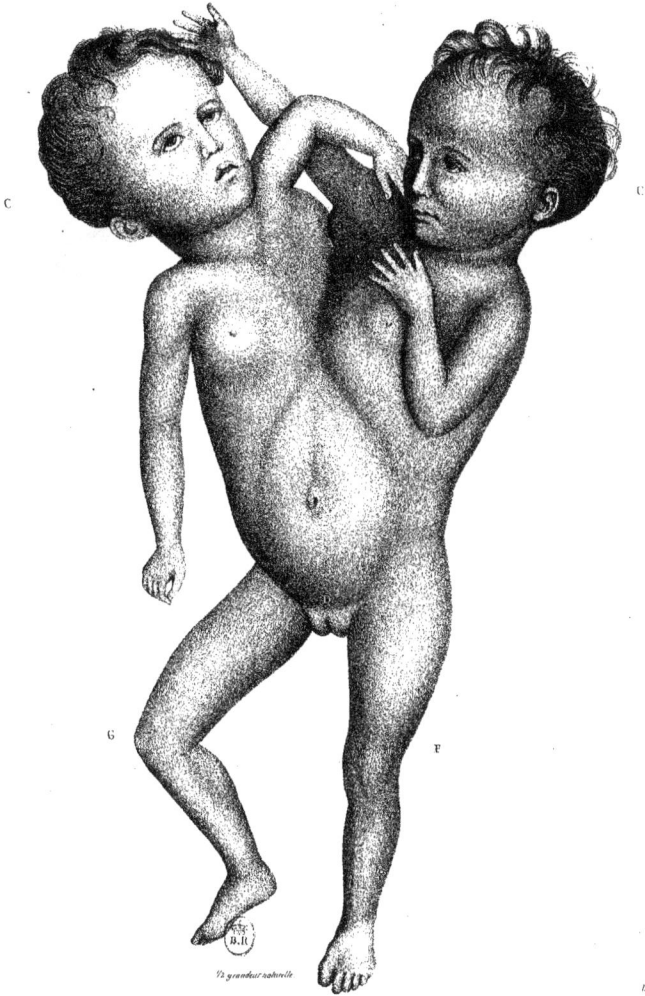

C   C'

G   F

Lith. d'après nature.   1/2 grandeur naturelle.   Lith. de Delaporte.

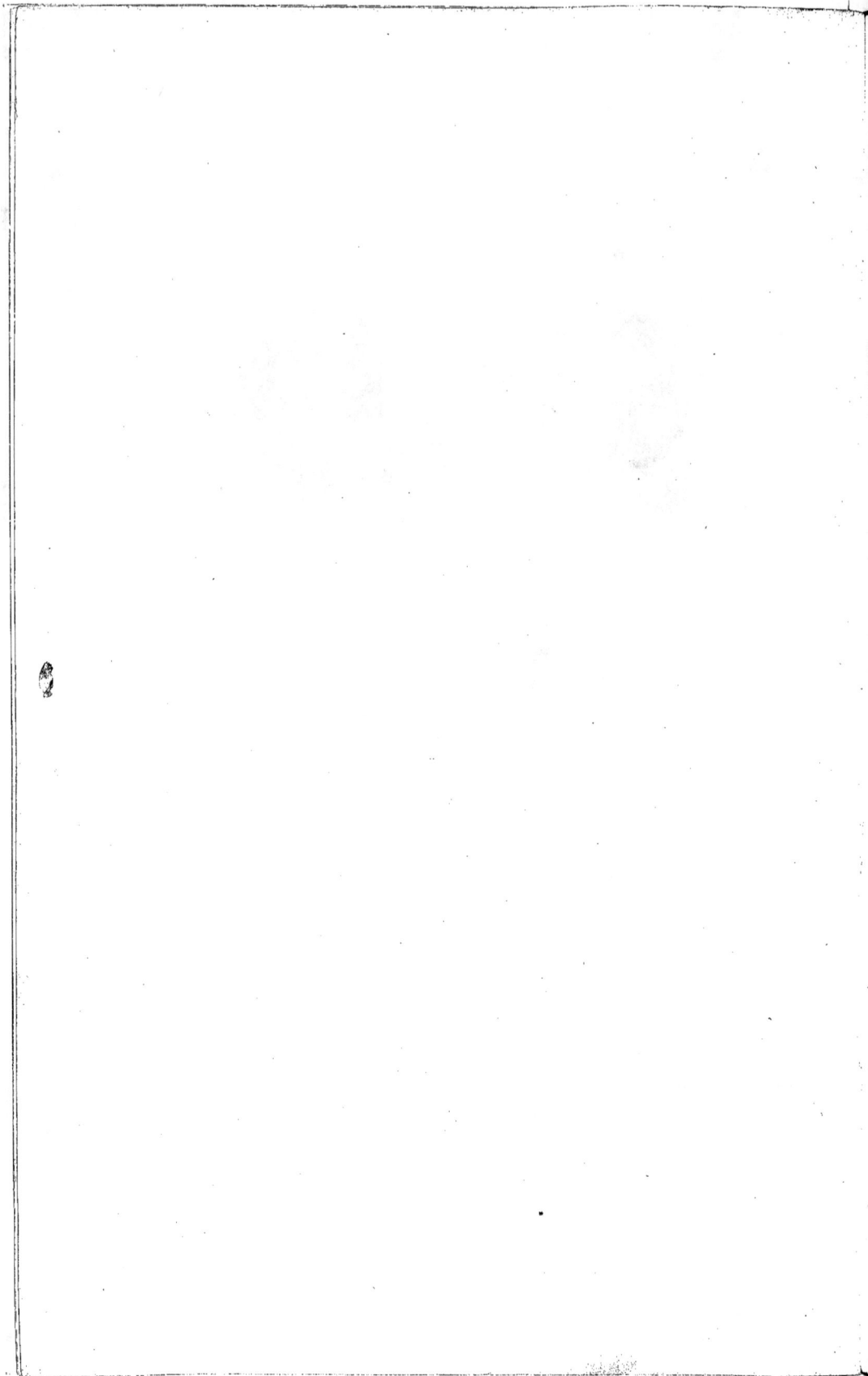

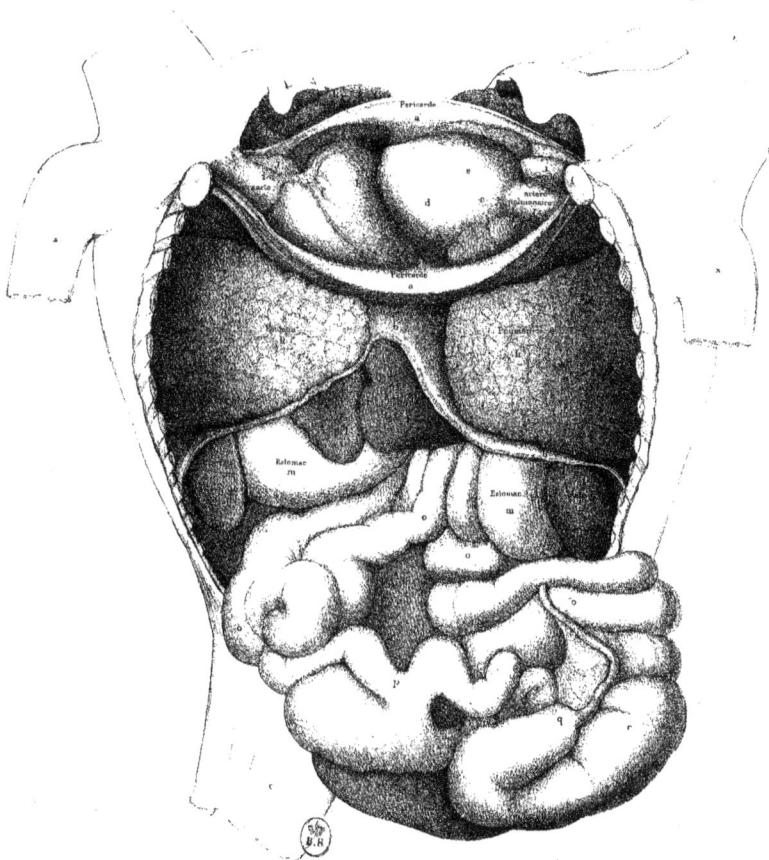

A   B   PL. III.

Martin del.   Lith. de ...

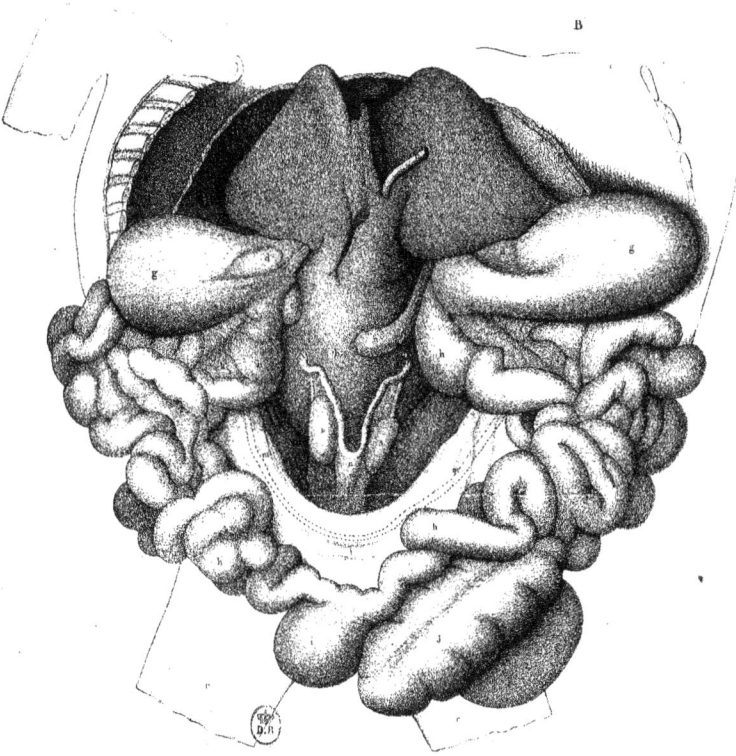

A.

B

Martin d'après Huet.

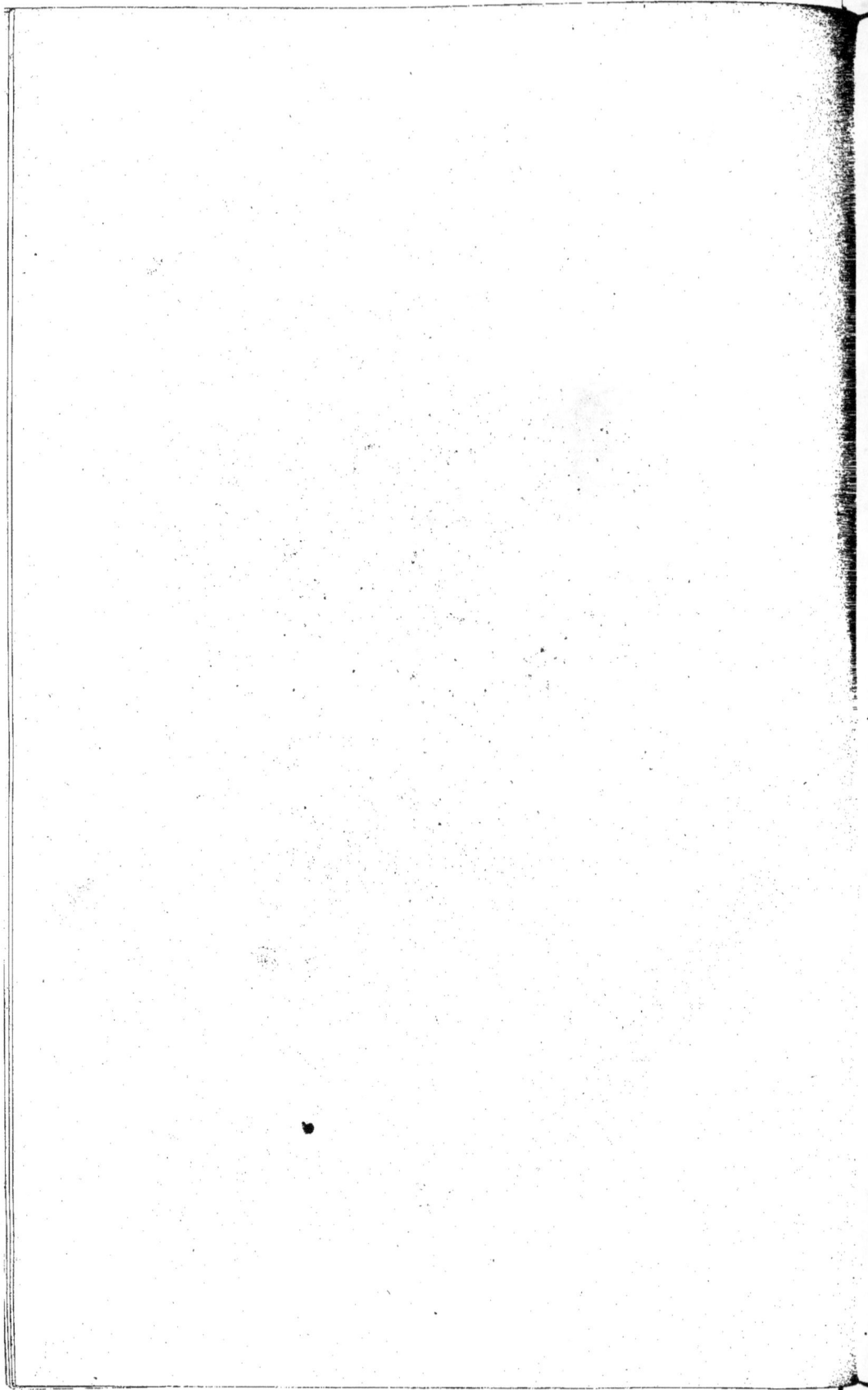

Pl. IV.

Fig. 1.

R.

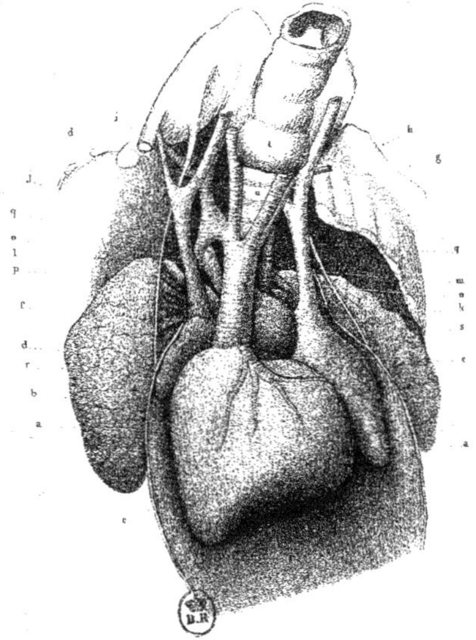

Fig. 2.

C.

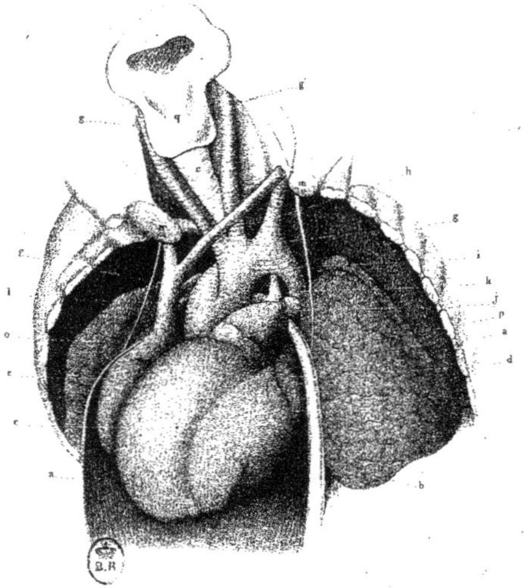

Martin d'après Ruel.

Lith. de Delaporte S.r de Langlumé

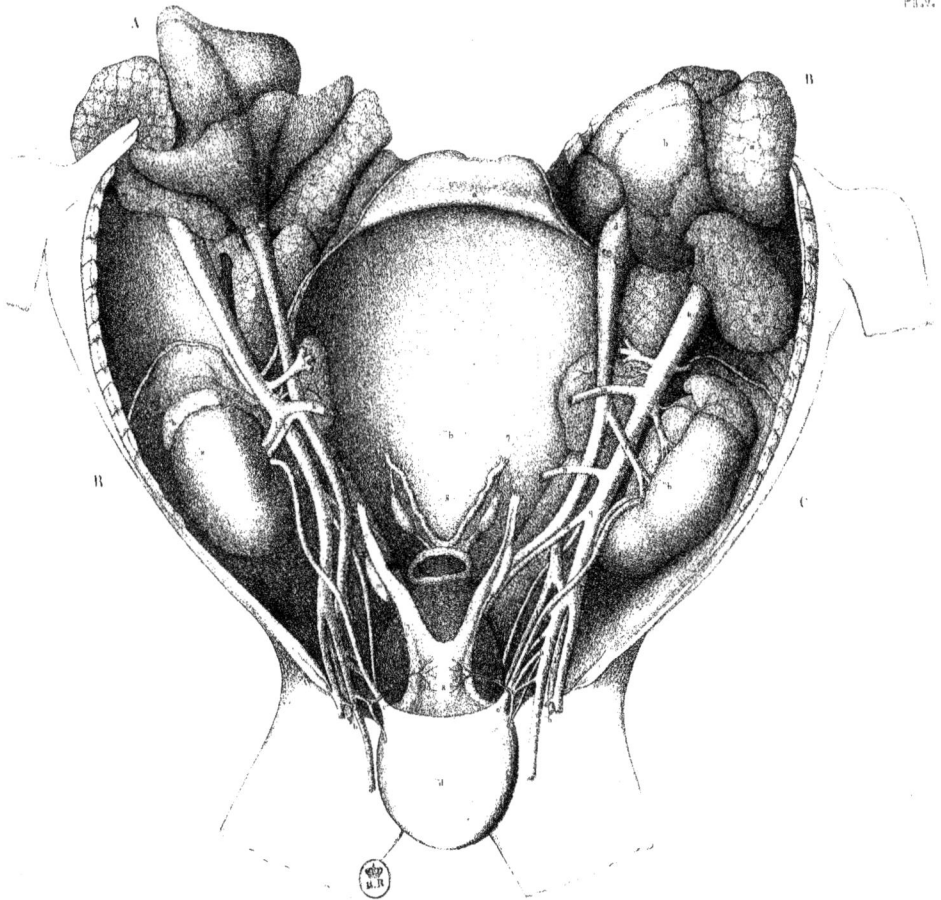

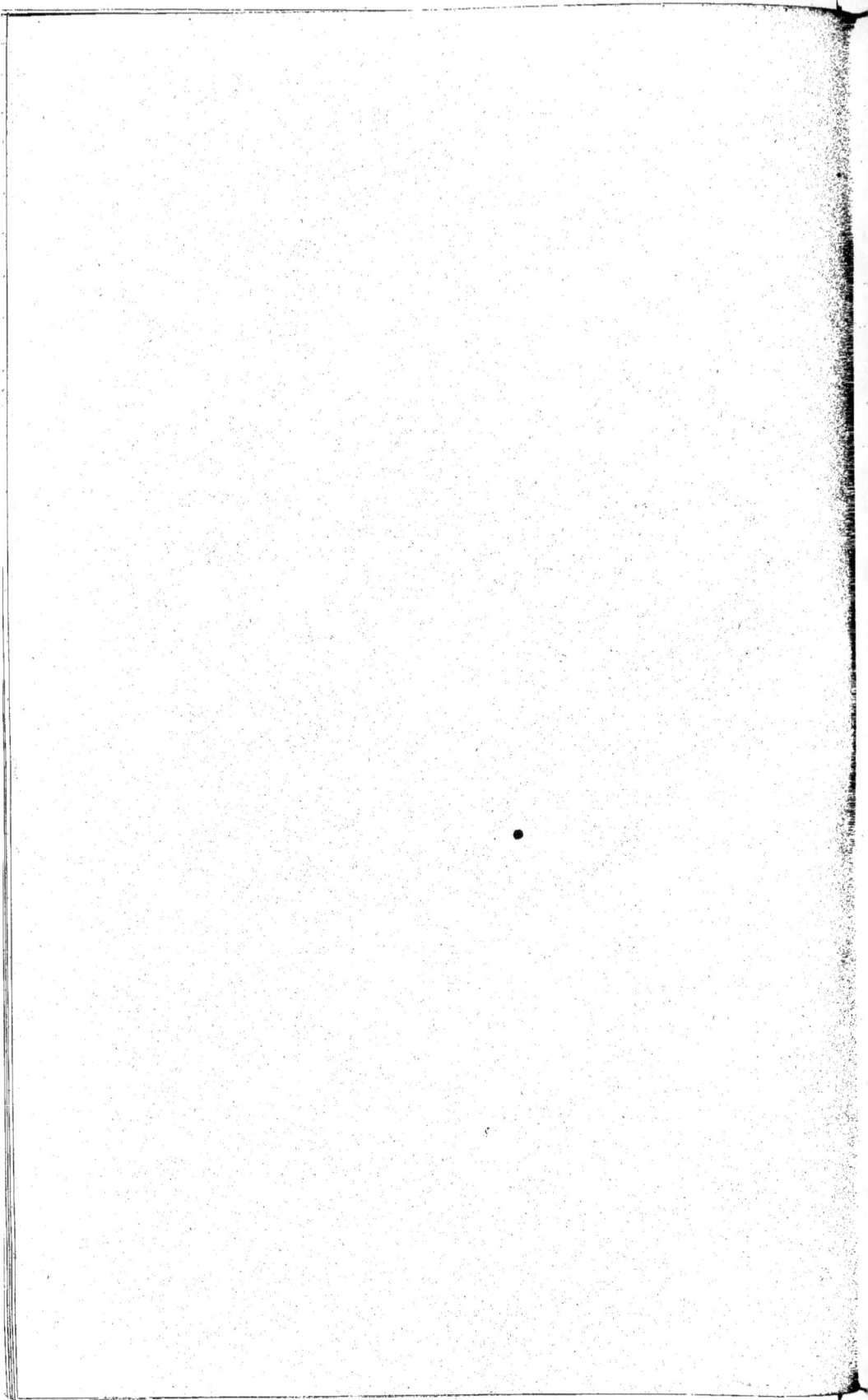

Pl. VI.

Fig. 1.

A   B

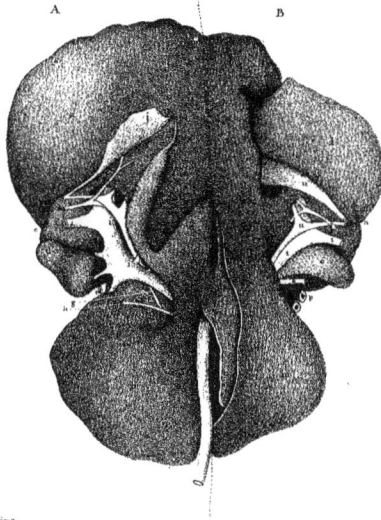

R   C

Fig. 2.   Fig. 3.

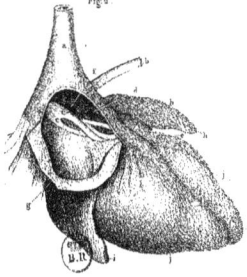   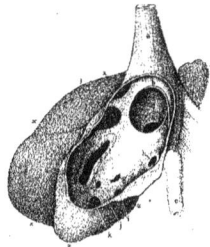

Martin d'après Huot.   Lith. de Delaporte.

Pl. VII.

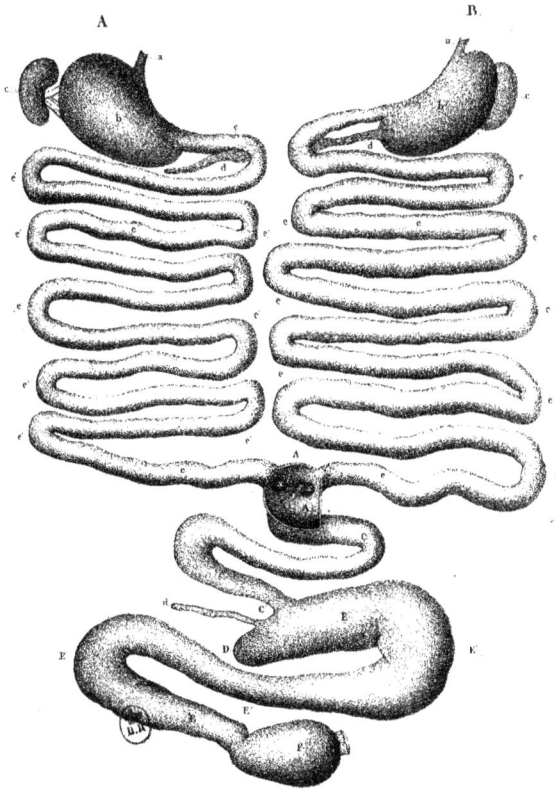

A.

B.

Imp. de Delaporte St de Longchamp.

Martin d'après Huet

Pl. VIII.

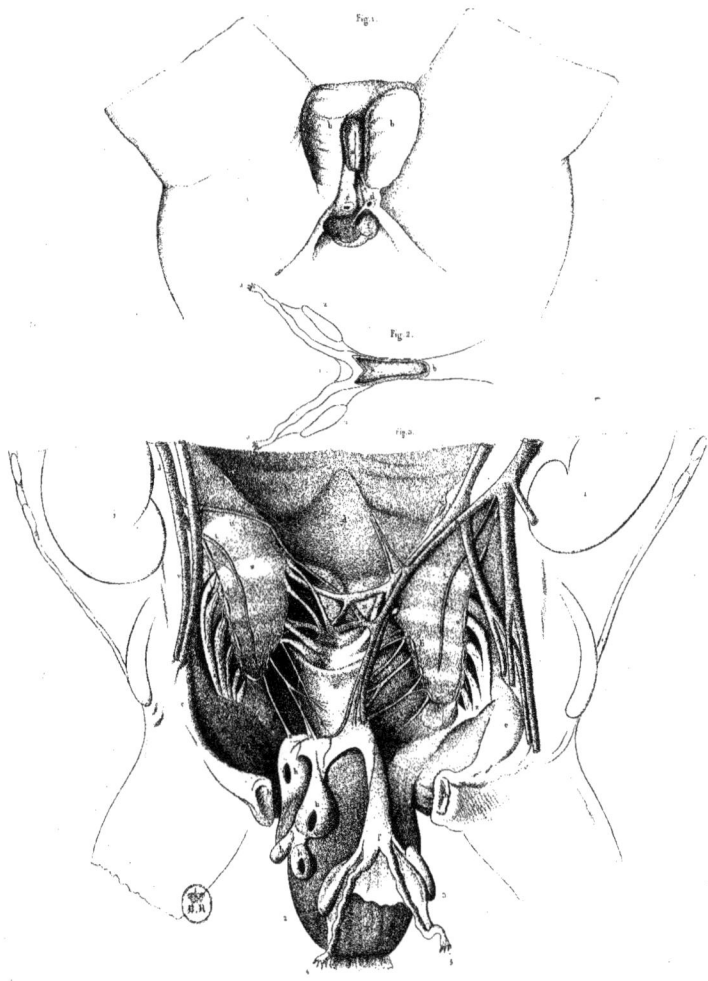

Fig. 1.

Fig. 2.

Fig. 3.

Martin Saint Ange.

Lith. A. Delaporte.

Pl. IX.

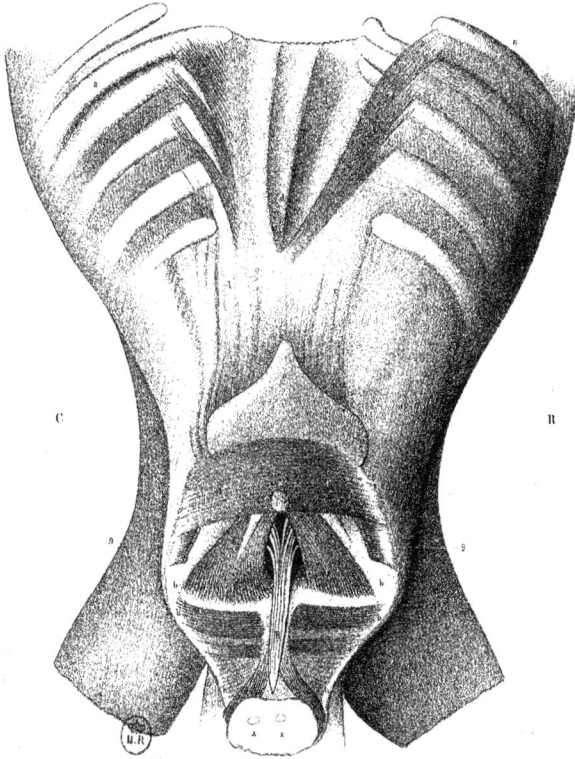

M. rue A. près l'Est.   Lith de Delaperte

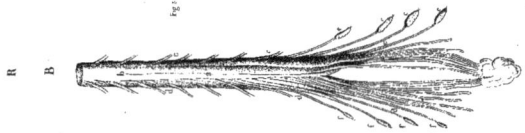

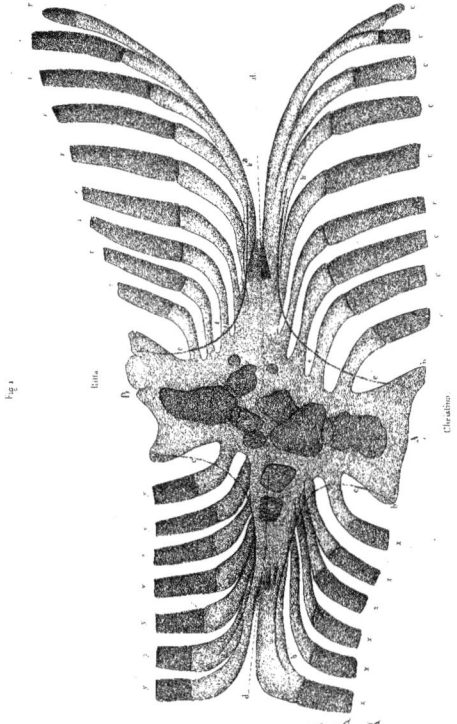

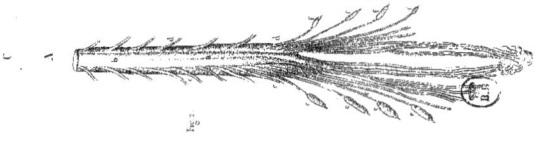

Pl. X.

Fig. 2

Fig. 1

Fig. 3

Eoila.

Chevaline.

Audi. de Prêaquete.

Maertz d'aprés Huet.

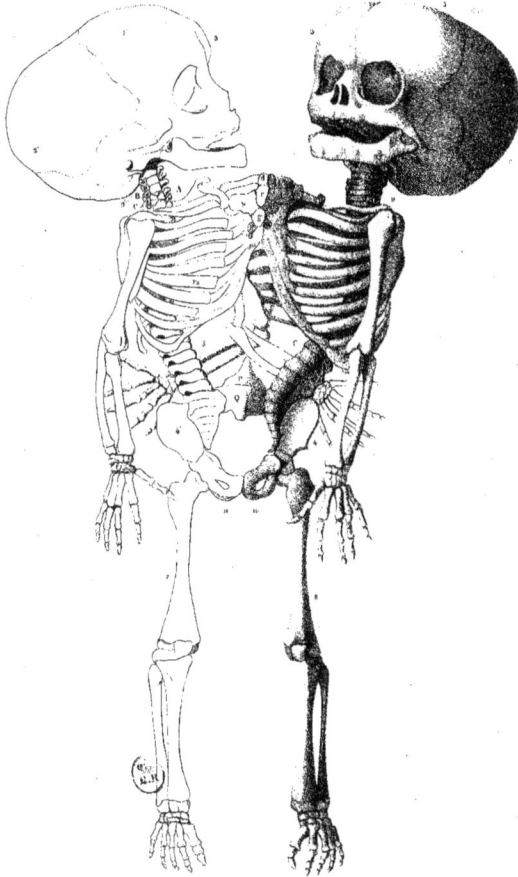

RITA   CRISTINA   PL. XI.

Martin d'après Casaux   Lith. de Delaporte

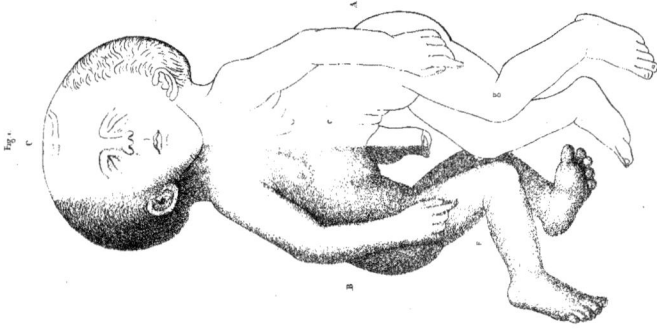

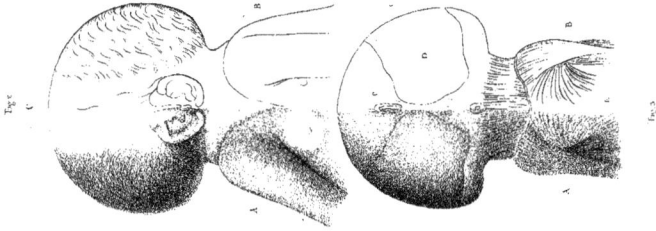

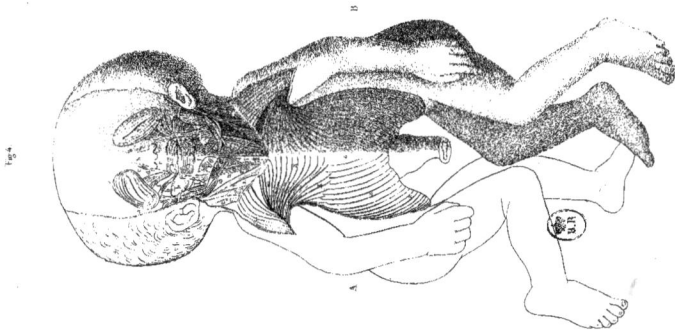

Pl. XI.

Fig. 2.

SG

SD

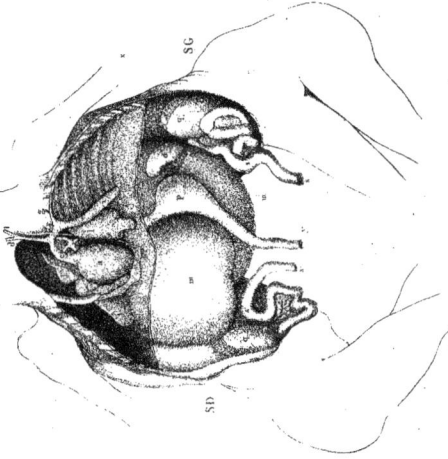

Fig. 1.

SD

SG

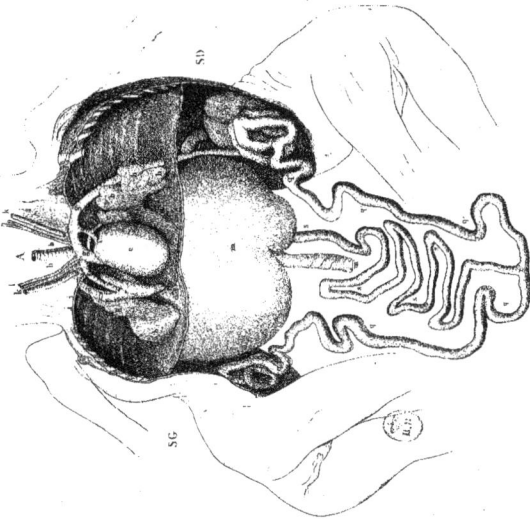

Lith. de Delaporte.

Martin del.

Fig 1.

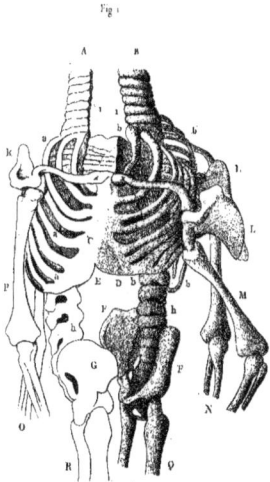

Fig 2.

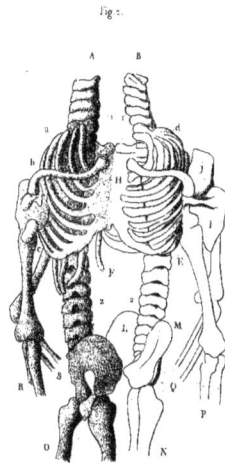

Fig 3.

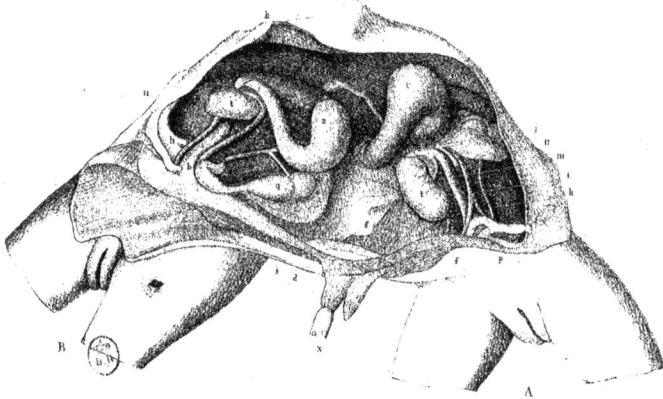

Merlin Gros.

Lith de Briquier.

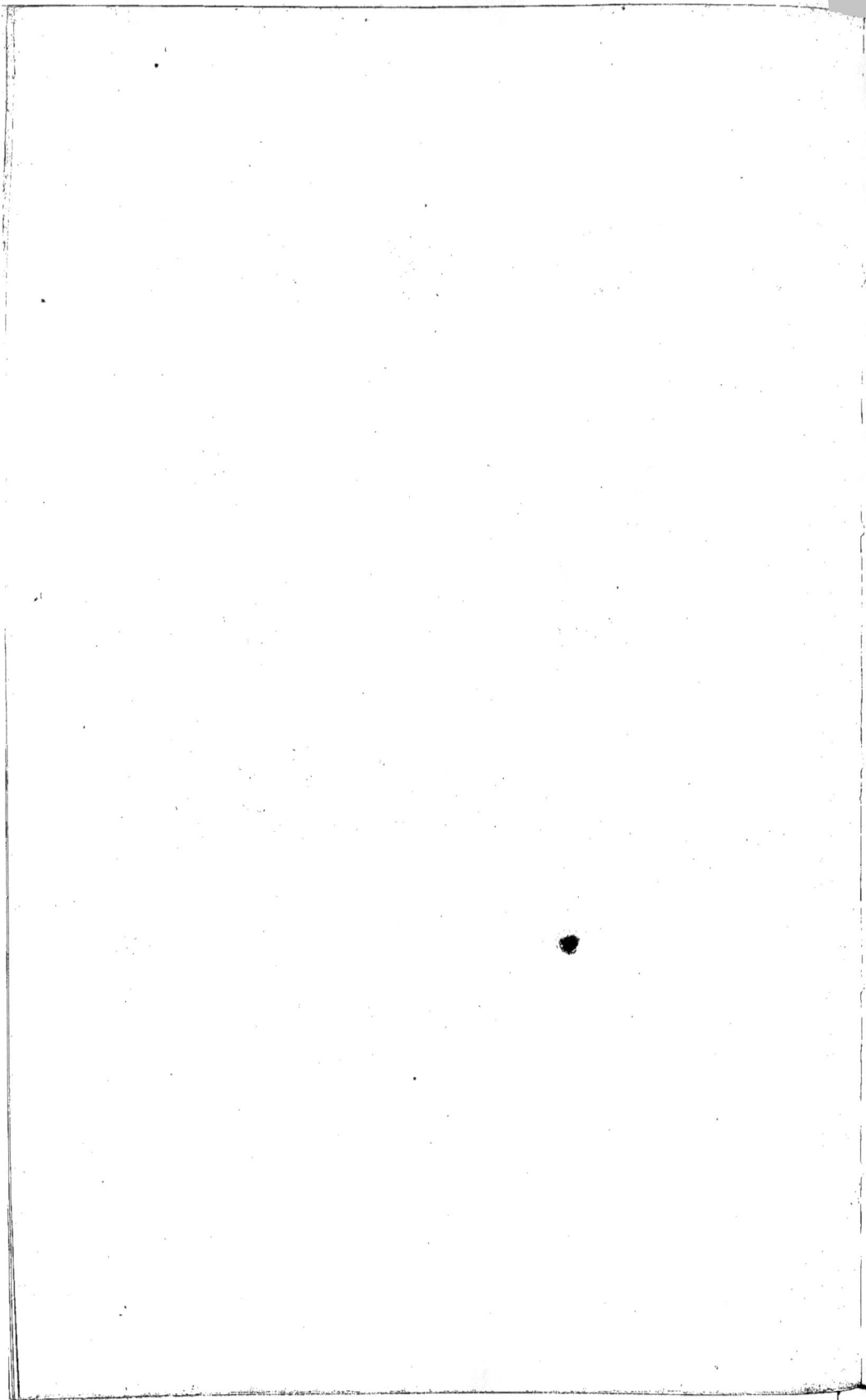

Pl. XV.

Fig 1.

Fig 2.

Fig 3.

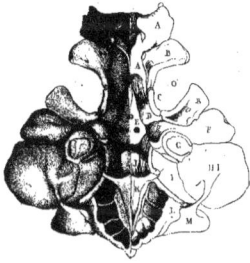

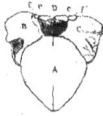

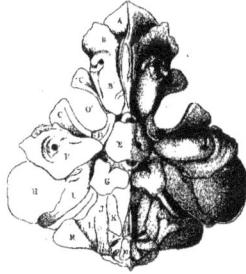

Fig 5.

Fig 4.

Fig 6.

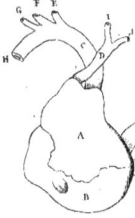

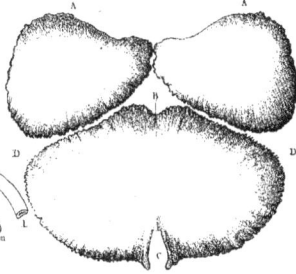

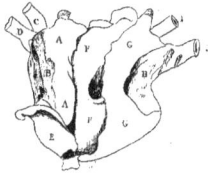

Fig 7.

Fig 8.

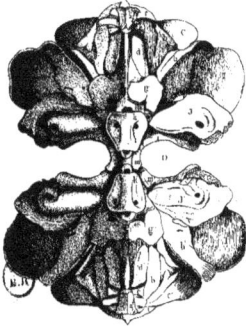

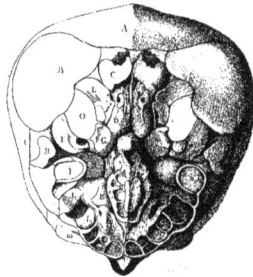

Maron d'après Huet.

Lith. de Delaporte

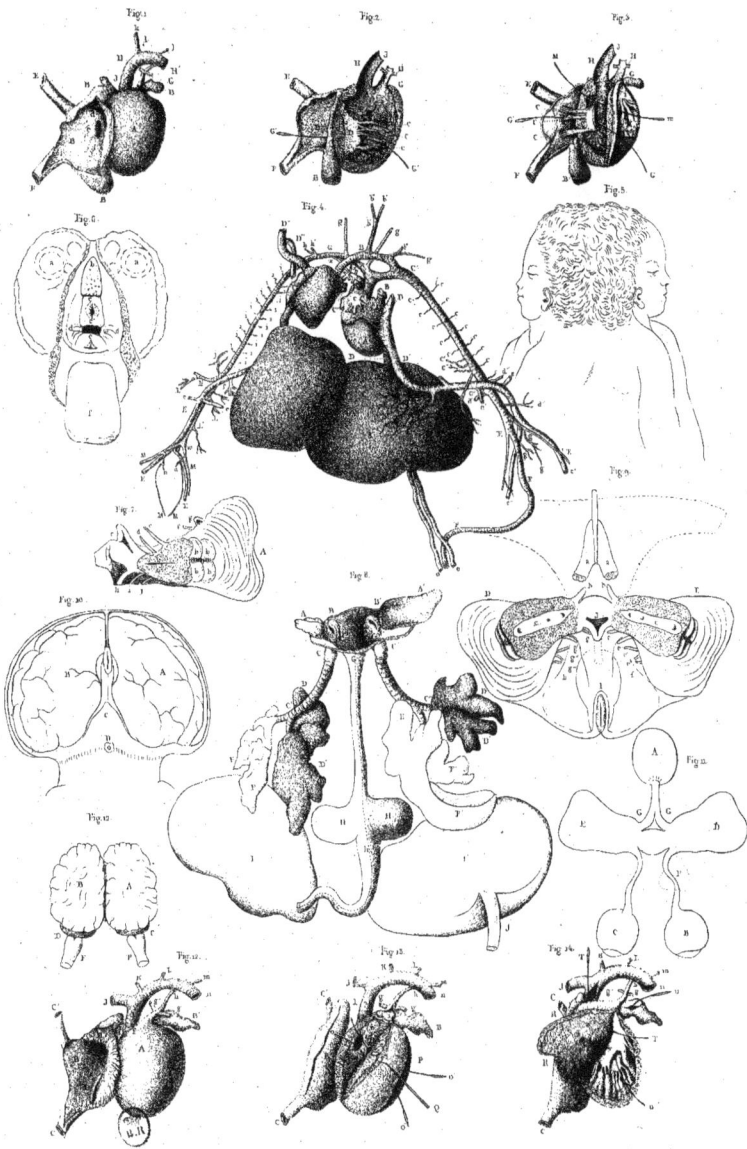

Fig. 1. Fig. 2. Fig. 3.

Fig. 4. Fig. 5.

Fig. 6.

Fig. 7. Fig. 9.

Fig. 8.

Fig. 10. Fig. 11.

Fig. 12. Fig. 13. Fig. 14.

Martin Frès. Lith. de Delaporte.

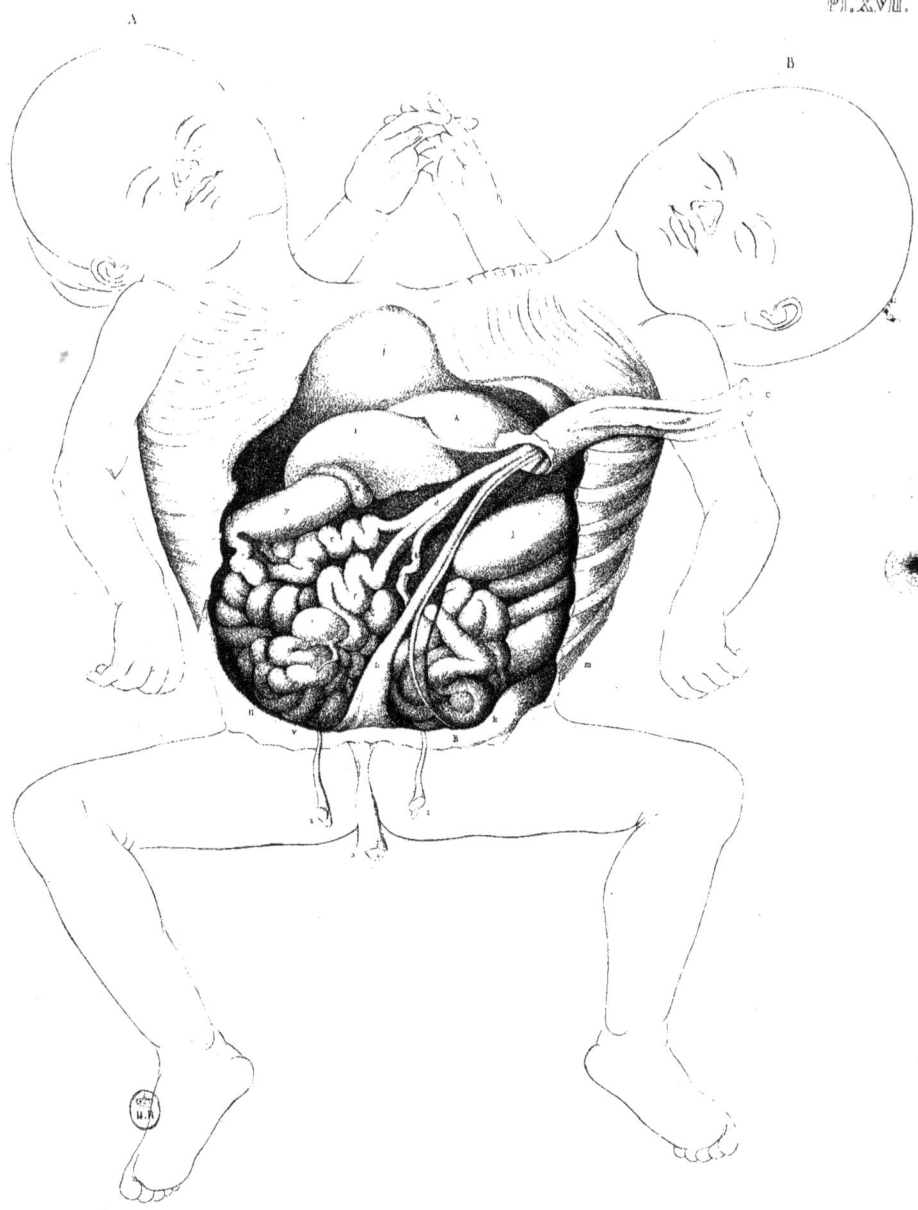

Pl. XVII.

A

B

Martin d'après Vertet

Imp. de Debaporte

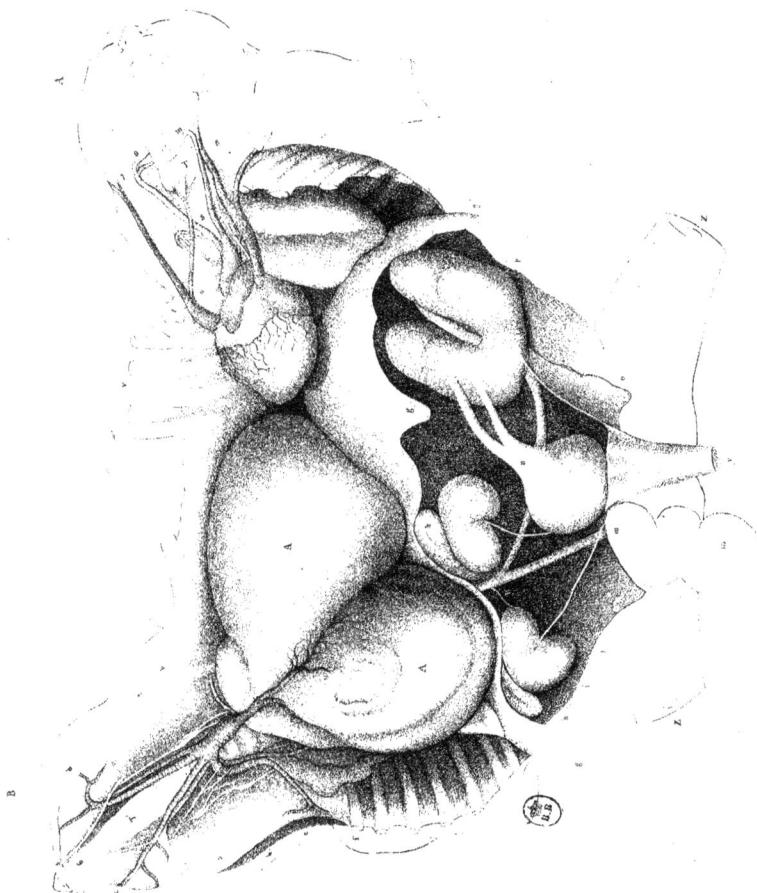

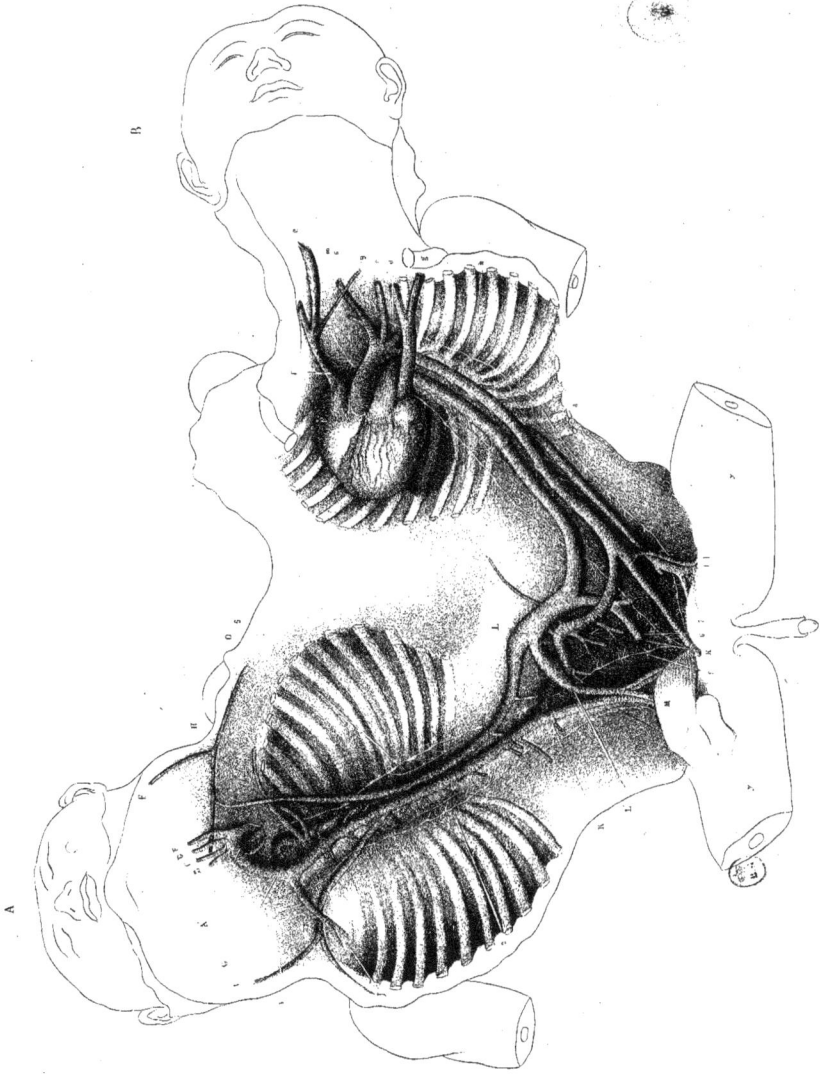

Pl. XLIX.

Lith. de Delaporte.

Martin del.

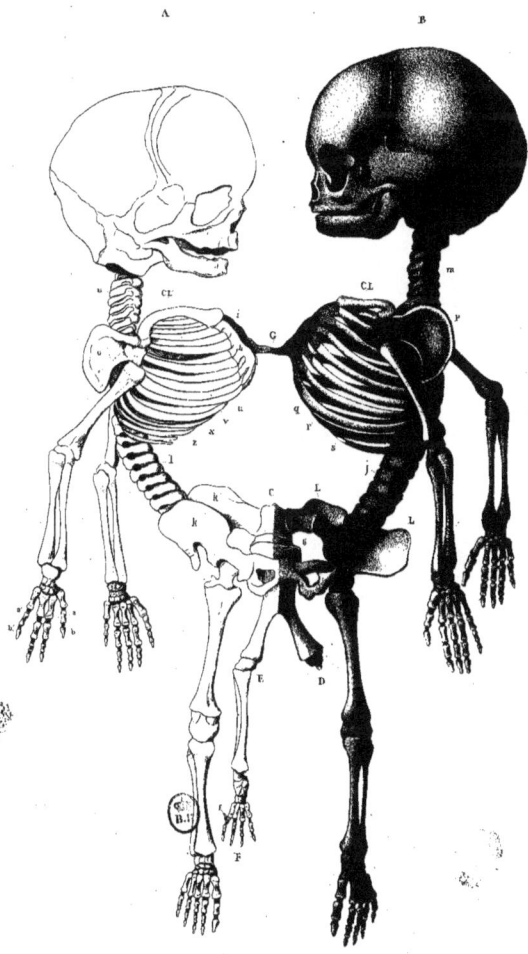

Martin d'après Cuvier

A. B.